Der vollständige Leitfaden zum intermittierenden Fasten auf Deutsch/ The Complete Guide to Intermittent Fasting in German

Erfahren Sie alles über das intermittierende Fasten und alle damit verbundenen Vorteile

Charlie Mason

Das folgende Buch wird mit dem Ziel wiedergegeben, möglichst genaue und zuverlässige Informationen zu liefern. Unabhängig davon kann der Kauf dieses eBooks als Zustimmung zu der Tatsache gesehen werden, dass sowohl der Herausgeber als auch der Autor dieses Buches in keiner Weise Experten für die darin diskutierten Themen sind und dass alle Empfehlungen oder Vorschläge, die hier gemacht werden, nur der Unterhaltung dienen. Fachleute sollten bei Bedarf konsultiert werden, bevor eine der hierin befürworteten Maßnahmen durchgeführt wird.

Diese Erklärung wird sowohl von der American Bar Association als auch von der Committee of Publishers Association als fair und gültig erachtet und ist in den gesamten Vereinigten Staaten rechtsverbindlich.

Darüber hinaus wird die Übertragung, Vervielfältigung oder Reproduktion eines der folgenden Werke einschließlich spezifischer Informationen als illegale Handlung angesehen, unabhängig davon, ob sie elektronisch oder in gedruckter Form erfolgt. Dies gilt auch für die Erstellung einer sekundären oder tertiären Kopie des Werkes oder einer aufgezeichneten Kopie und ist nur mit ausdrücklicher schriftlicher Zustimmung des Verlegers erlaubt. Alle weiteren Rechte sind vorbehalten.

Die Informationen auf den folgenden Seiten werden weitgehend als wahrheitsgemäße und genaue Darstellung von Fakten betrachtet, und als solche wird jede Unaufmerksamkeit, jeder Gebrauch oder Missbrauch der betreffenden Informationen durch den Leser dazu führen, dass alle daraus resultierenden Handlungen ausschließlich in seinen Zuständigkeitsbereich fallen. Es gibt keine Szenarien, in denen der Herausgeber oder der ursprüngliche Autor dieses Werkes in irgendeiner Weise als haftbar für irgendwelche Härten oder Schäden angesehen werden kann, die ihnen nach der Durchführung der hier beschriebenen Informationen widerfahren könnten.

Darüber hinaus dienen die Informationen auf den folgenden Seiten nur zu Informationszwecken und sollten daher als universell angesehen werden. Wie es sich für sie gehört, werden sie ohne Gewähr für ihre verlängerte Gültigkeit oder vorläufige Qualität präsentiert. Erwähnte Marken werden ohne schriftliche Zustimmung verwendet und können in keiner Weise als Unterstützung des Markeninhabers angesehen werden.

Inhaltsverzeichnis

Einführung

In den folgenden Kapiteln wird alles besprochen, was Sie über das intermittierende Fasten wissen müssen, was es ist und was die verschiedenen Arten des Fastens sind. Sie werden auch über die Geschichte des Fastens erfahren, wie es sich tatsächlich anfühlt, wenn man fastet, und was die Vor- und Nachteile sind.

Der Mensch hat von jeher gefastet. Von den Tagen des alten Ägyptens bis hin zu Palästina und den Gemeinschaften auf der ganzen Welt gibt es das Fasten seit Jahrhunderten. Die Menschen fasten aus verschiedenen Gründen. Die Mehrheit von ihnen möchte abnehmen. Andere tun es aus religiösen Gründen, während viele andere es aus gesundheitlichen Gründen tun.

Was auch immer Ihre Gründe für das Fasten sind, dieses Buch wird Ihnen beibringen, wie Sie es richtig machen, welche Methoden funktionieren und wie Sie den Kurs beibehalten und die Herausforderungen, die auf Sie zukommen können, bewältigen können. Wenn Sie in der Lage sind, sich auf die Vorteile des Fastens zu konzentrieren und die Dinge Schritt für Schritt anzugehen, dann werden Sie als Sieger hervorgehen und die Vorteile des Fastens genießen, während Sie die Nachteile vermeiden.

Fasten ist ein wichtiger Aspekt des Lebens, den Millionen von Menschen jeden Tag ausüben. Auch Sie können von den positiven Auswirkungen des Fastens profitieren. Wenn Sie dieses Buch lesen, erhalten Sie die Informationen, die Sie benötigen, um effektiv zu fasten und so lange zu fasten, wie Sie es wünschen.

Vielen Dank, dass sie sich trotz der großen Auswahl auf dem Buchmarkt zu diesem Thema für dieses Buch entschieden haben! Es wurden alle Anstrengungen unternommen, um sicherzustellen, dass es so viele nützliche Informationen wie möglich enthält. Wir wünschen Ihnen viel Spaß mit diesem Buch!

Kapitel 1: Einführung

Was ist Fasten?

Fasten ist einfach erklärt eine Zeit lang ohne Getränke und Essen. Menschen fasten aus verschiedenen Gründen. Einige fasten, um religiösen Verpflichtungen nachzukommen, während andere dies tun, um ihren Körper zu reinigen. Menschen fasten auch, um Gewicht zu verlieren und vielen weiteren Gründen.

Es gibt verschiedene Arten des Fastens. Zum Beispiel ist normales Fasten Abstinenz von Essen und Trinken, mit Ausnahme von Wasser. Beim Trockenfasten verzichtet man für eine bestimmte Zeit auf alle Speisen und Getränke, einschließlich Wasser.

Intermittierendes Fasten

Der Begriff intermittierendes Fasten ist eine Art von Fasten mit Perioden, in denen man isst und trinkt und weiteren Perioden, in denen man fastet. Man kann es auch als einen Zyklus zwischen den Fasten Perioden und den Perioden der regelmäßigen Nahrungsaufnahme beschreiben.

Das intermittierende Fasten konzentriert sich eher darauf, wann man essen sollte, aber nicht unbedingt darauf, welche Nahrungsmittel man essen sollte. Deshalb gibt es verschiedene Arten des intermittierenden Fastens. Jede Methode teilt einen einzelnen Tag oder eine ganze Woche in Fasten Perioden und Zeiten, in denen man essen darf, auf.

Intermittierendes Fasten kann so einfach sein wie das Überspringen des Frühstücks. Angenommen, Sie gehen um 21.00 Uhr zu Bett und schlafen. Dann wachen Sie um 7 Uhr auf und nehmen

Ihre erste Mahlzeit um 12.00 Uhr ein, wobei Sie das Frühstück ganz auslassen. Dies kann als eine Art intermittierendes Fasten angesehen werden. Es hat viele Vorteile für Ihren Körper, Ihren Geist und Ihre allgemeine Gesundheit und Ihr Wohlbefinden. Es ist im Großen und Ganzen in drei große Kategorien unterteilt.

ADF - Abwechselndes Tagesfasten: Es handelt sich um eine Art intermittierendes Fasten, das mit einem 24-stündigen Fasten beginnt, auf das eine 24-stündige Nicht-Fastenzeit folgt. Bei dieser Art des Fastens können Sie 23 Stunden lang fasten und dann eine einzige Mahlzeit einnehmen, bevor der Tag zu Ende geht.

TRF - Zeitlich begrenztes Fasten: Bei dieser Art des Fastens fasten Sie jeden Tag einige Stunden und nehmen dann einige Stunden lang eine Mahlzeit zu sich, innerhalb derer Sie essen können. So können Sie beispielsweise 16 Stunden pro Tag fasten und dann innerhalb der verbleibenden 8 Stunden Ihren täglichen Kalorienbedarf essen.

Ganztägiges Fasten: Diese Art des Fastens umfasst einige Fasten- und einige Nicht-Fasten Tage. Es kann in einem Verhältnis von z.B. 5:2 ausgedrückt werden. Während der Fasten Tage dürfen Sie als Frau nur 400-500 Kalorien und als Mann nur 500-600 Kalorien zu sich nehmen. An Nicht-Fasten Tagen können Sie normal essen.

Gründe, warum Fasten tatsächlich gut für Ihre Gesundheit ist

1. Fasten kann Ihnen helfen, Gewicht zu verlieren, einschließlich Bauchfett

Eine der besten Möglichkeiten, Gewicht zu verlieren und es zu halten, ist das Fasten. Wenn Sie intermittierend fasten, werden Sie weniger Mahlzeiten pro Tag zu sich nehmen. Das bedeutet, dass sich Ihre Kalorienzufuhr verringert. Wenn Sie dies regelmäßig tun, werden Sie auf jeden Fall abnehmen.

Die hormonellen Funktionen werden durch das Fasten verbessert, was auch die Gewichtsabnahme erleichtert. Dazu gehören erhöhte Wachstumshormonspiegel, geringere Insulinmengen sowie ein Anstieg des Noradrenalinspiegels. All dies führt zu einem schnelleren Abbau von Körperfett und dieses Fett wird abgebaut und als Energie verbraucht.

2. Intermittierendes Fasten kann helfen, die Insulinresistenz zu verringern.

Typ-2-Diabetes ist weltweit endemisch geworden. Er betrifft Millionen von Menschen aller demographischen Gruppen. Das Hauptmerkmal des Typ-II-Diabetes ist ein hoher Blutzuckerspiegel aufgrund einer Insulinresistenz des Körpers. Es hat sich gezeigt, dass das intermittierende Fasten die Insulinresistenz verringert, was bei der Behandlung von Typ-II-Diabetes hilfreich ist.

3. Intermittierendes Fasten ist vorteilhaft für die Gesundheit Ihres Herzens

Wussten Sie, dass Herzkrankheiten derzeit die größte Todesursache sind? Und es gibt bestimmte Risikofaktoren, auch als Gesundheitsmarker bekannt, die mit einem erhöhten oder verminderten Risiko für die Herzgesundheit in Verbindung gebracht werden. Das Fasten hilft, diese Marker zu verbessern. Es hilft zum Beispiel, den Blutdruck, den Blutzucker, das schlechte Cholesterin und sogar Entzündungsmarker zu senken.

4. Es kann zur Krebsvorbeugung beitragen.

Krebs ist eine schreckliche Krankheit und betrifft heute mehr Menschen als je zuvor. Sie manifestiert sich durch abnormales Zellwachstum. Die positiven Auswirkungen des intermittierenden Fastens auf den Krebs können helfen, das Krebsrisiko zu verringern.

Es gibt viele andere Vorteile des Fastens. Zum Beispiel ist Fasten gut für das Gehirn. Es trägt zum Aufbau starker und schlanker Muskeln bei, beugt schwächenden Krankheiten wie Alzheimer vor und verlängert die Lebensspanne, wodurch die Menschen länger leben können.

Kapitel 2: Warum ist Fasten eigentlich gut für die Gesundheit?

Das Fasten hat sich als gesundheitsfördernd erwiesen. Diese Vorteile lassen sich bis zu den Tagen des Hippokrates zurückverfolgen. Sie erstrecken sich auf fast alle Bereiche unseres Lebens. Dazu gehören Gewichtsmanagement, die Entwicklung schlanker Muskeln, eine gute Gesundheit des Herz-Kreislauf-Systems und viele andere.

Verschiedene Arten von Menschen werden vom Fasten profitieren. Beispielsweise kann das intermittierende Fasten jemandem mit Gesundheitsproblemen helfen. An Tieren durchgeführte Studien zeigen, dass die Gesundheitsvorteile und zahlreiche andere Vorteile sehr vielversprechend sind. Es gibt auch unwiderlegbare Beweise dafür, dass zeitweiliges Fasten für unsere allgemeine Gesundheit und unser Wohlbefinden von großem Nutzen ist.

Kapitel 3: Wer kann vom Fasten profitieren?

1: Jeder, der übergewichtig oder fettleibig ist

Das Tragen von überschüssigem Gewicht ist gefährlich für Ihre Gesundheit und Ihr Wohlbefinden. Es kann die Ursache für Herz-Kreislauf-Erkrankungen und Zustände wie Bluthochdruck und Diabetes sein. Übermäßiges Körpergewicht beeinträchtigt auch die Mobilität, das Selbstwertgefühl, das Aussehen und andere Aspekte unseres Lebens.

Fasten ist eine gute und sichere Methode, um Gewicht zu verlieren. Es erlaubt dem Körper, seine eigenen Fettreserven als Energiequelle zu nutzen. Dadurch wird Fett, das im Körper gespeichert ist, gelockert und verbrannt. Wenn Sie abnehmen, verringern Sie das Risiko von Herz-Kreislauf-Erkrankungen und einigen chronischen Krankheiten, Sie sehen und fühlen sich besser und sind insgesamt gesünder.

2: Menschen, die ein Risiko für Typ-II-Diabetes haben oder bereits daran leiden

Diabetes ist eine ernste chronische Erkrankung, die Millionen von Menschen auf der ganzen Welt betrifft. Fasten verbessert die Empfindlichkeit des Körpers gegenüber Insulin, so dass er den Blutzucker besser verkraften kann. Nach einer Fastenperiode weisen Studien darauf hin, dass die Wirksamkeit des Insulins im Körper effektiver wird.

3: Gesundheits- und Fitness-Enthusiasten

Wenn Sie es lieben, sich fit zu halten, zu trainieren und gut durchtrainiert zu sein, dann ist Fasten eine der Möglichkeiten, die

Ihnen dabei helfen kann. Durch das Fasten verlieren Sie Gewicht, und mit einer reduzierten Körpermasse entwickeln Sie starke, schlanke Muskeln und können härter arbeiten. Fasten ist für Sportler, Fitness-Enthusiasten und alle, die es ernst meinen mit dem Sport.

4: Menschen, die unter hohem Blutdruck leiden

Fasten kann den Blutdruck deutlich senken. Viele Menschen, die fasten, verzeichnen einen niedrigeren Blutdruck. Dies wird nicht unbedingt direkt durch das Fasten verursacht, sondern durch eine verringerte Salzaufnahme sowie den Verlust von Salz im Blut durch Urin und Schwitzen.

5: Jede Person mit Risiko für Herz-Kreislauf-Erkrankungen

Herz- und Herz-Kreislauf-Erkrankungen sind sehr häufig geworden und stehen an erster Stelle der Todesursachen. Jeder, der ein Risiko für Herz-Kreislauf-Erkrankungen hat, sollte über Fasten nachdenken, um seine Gesundheit zu verbessern. Durch das Fasten verliert das Herz-Kreislauf-System Fett und die Arterien werden frei von Verstopfungen. Das Herz beginnt wieder normal zu schlagen, was zu einem insgesamt besseren Herzsystem führt. Es gibt glaubwürdige Berichte von Patienten mit Herzkrankheiten, die nach dem Beginn des Fastens eine enorme Verbesserung ihres Gesundheitszustands festgestellt haben.

6: Gestresste, ängstliche und depressive Menschen

Eine weitere Gruppe von Menschen, die definitiv vom Fasten profitieren würden, sind Menschen mit psychischen Gesundheitsproblemen wie Angst oder Stress. Diese Erkrankungen sind viel häufiger, als man denkt. Fasten bewirkt eine bessere Durchblutung mit besserer Blutzusammensetzung, gesünderen Gensignalen und einer verbesserten Hormonsignalisierung. All dies trägt dazu bei, Ihren psychischen Gesundheitszustand zu verbessern.

Viele Menschen können vom Fasten profitieren. Dazu gehören diejenigen, die ihr jugendliches gutes Aussehen bewahren und ein stressfreies Leben führen wollen, alle, die ein gesundes Gehirn erhalten wollen, diejenigen, die sich eine gesunde Haut wünschen und so viele andere.

Jede Person, die aufgrund von Gewichtsproblemen mit Mobilitätsproblemen zu kämpfen hat, sollte auch das Fasten in Betracht ziehen. Wer jedoch an einer schweren Krankheit leidet, sollte einen Arzt aufsuchen, bevor er mit dem Fasten beginnt.

Zusammenfassung des intermittierenden Fastens

Während des Fastens werden keine Kalorien aufgenommen. Nach dem Fasten ist die gesamte Nahrung einzunehmen. Kalorienfreie Getränke wie Wasser, Kaffee und Tee sind jedoch erlaubt. Die Auswahl der Nahrungsmittel ist immer noch wichtig, aber die Häufigkeit der Mahlzeiten ist nicht entscheidend.

Ein großer Teil des Fastens wird während des Schlafs abgesessen. Ihre Mahlzeiten werden an den Tagen, an denen Sie trainieren müssen, variieren. Der beste Weg zu fasten ist, eine Methode zu finden, die Ihrem Lebensstil entspricht und mit der Sie sich wohl fühlen.

Kapitel 4: Die Geschichte des Fastens

Fasten wird als vorsätzliche Abstinenz von einigen oder allen Speisen und Getränken für eine gewisse Zeit beschrieben. Die Idee des Fastens gibt es schon seit langem und ist so alt wie die Menschheit. Es gibt keine Periode in der Geschichte, in der der Mensch nicht gefastet hat.

In allen schriftlichen Aufzeichnungen und allen anderen Informationsquellen, unabhängig von Herkunft, Territorium, Religion oder Rasse, wird das Fasten als ein integraler Bestandteil der Menschheit erwähnt. Dies zeigt, dass das Fasten ein Teil der Menschheit gewesen ist und für seinen Nutzen und seine Wirksamkeit anerkannt wurde.

Alte Philosophen und Denker erkannten das Fasten an

Nach dem griechischen Historiker Herodot, der zwischen 484 und 425 v. Chr. lebte, waren die Ägypter das gesündeste Volk der Erde. Er beobachtete, dass sie jeden Monat drei Tage lang ihren Körper durch Einläufe und Erbrechen reinigten. Die Ägypter glaubten anscheinend, dass alle Krankheiten von der Nahrung, die wir essen, herrühren.

Sogar Hippokrates, ein wunderbarer Arzt und Vater der modernen Medizin, war ein großer Anhänger der Mäßigung und ein glühender Befürworter der Behandlung durch Fasten. Er glaubte, wenn ein Mann gefüttert wird, wird auch die Krankheit gefüttert.

Viele andere Philosophen, Heiler und Denker glaubten alle an das Fasten. Sie nutzten es als Heiltherapie und als Mittel zur Erhaltung der Gesundheit. Dazu gehören Platon, Sokrates, Galen und Aristoteles.

Religiöse und kulturelle Gründe

Das Fasten wurde von allen Religionen anerkannt. In der Heiligen Bibel zum Beispiel gibt es über 30 Hinweise auf das Fasten. Es gibt auch zahlreiche Fälle, in denen das Fasten bei anderen religiösen Gruppen erwähnt wird. Fasten wird als religiöse Observanz seit vielen Jahrhunderten praktiziert. Es wird angenommen, dass seine Praxis sogar die aufgezeichnete Geschichte übertrifft.

In vielen primitiven Kulturen war das Fasten vor wichtigen Ereignissen wie Krieg oder Ritualen zur Volljährigkeit erforderlich. Der Zweck war damals die Befriedung einer vielleicht zornigen Gottheit und auch als Ritus zur Verhinderung oder Vermeidung von Katastrophen wie Hungersnöten, Krankheiten und Ähnlichem.

Außer dem Christentum nahmen auch andere Religionen das Fasten an. So haben beispielsweise das Judentum und der Islam das Fasten, das sie seit Jahrhunderten praktizieren, bis heute beibehalten. Im Judentum wird an einigen jährlichen Fasten Tagen wie dem Versöhnungstag oder Yom Kippur gefastet. Muslime hingegen feiern das Fasten während des heiligen Monats Ramadan. Ostorthodoxe und römische Katholiken fasten zu besonderen Anlässen wie der Fastenzeit, der 40-tägigen Periode, in der Jesus fastete. In anderen Religionen wurde und wird das Fasten immer noch als Mittel zur Kommunikation mit einer Gottheit verwendet. Man dachte zum Beispiel, dass die Götter wichtige Lehren in Visionen und Träumen erst dann offenbaren, wenn die Priester an einem sinnvollen Fasten teilnehmen.

Politische Proteste

Das Fasten wird seit langem als politisches Mittel eingesetzt, insbesondere von politischen Gefangenen. Berühmte Politiker wie Mahatma Gandhi und die Suffragetten nutzten das Fasten effektiv als Mittel, um ihre Meinung zu äußern. Mahatma Gandhi gilt als der Vater des modernen Indiens.

In seinen gewaltfreien Kampagnen setzte er das Fasten wirksam ein, um seine Ansichten zu äußern. Während des Kampfes für die Unabhängigkeit Indiens setzte er Hungerstreiks als Mittel des gewaltlosen Widerstands ein. Er fastete mindestens 17 Mal, wobei das längste Fasten 21 Tage dauerte. Dennoch fastete Jatin Das, der sich für die Unabhängigkeit des Landes einsetzte, in Indien zu Tode. Er hatte 116 Tage lang ununterbrochen gefastet. Seine Gegenspieler im Fasten, Bhagat Singh und Dutt, gaben auf, nachdem sie den aktuellen Weltrekord von 97 Tagen, der von einem Iren aufgestellt wurde, übertroffen hatten.

Therapeutisches Fasten

Die Menschen haben über viele Jahrhunderte aus vielen anderen Zwecken gefastet. Das therapeutische Fasten ist einer der Gründe dafür. Damals nutzten die Menschen das Fasten, um Krankheiten zu behandeln oder ihnen vorzubeugen. Das therapeutische Fasten wurde im 19. Jahrhundert populär und war Teil der Bewegung für natürliche Hygiene in den Vereinigten Staaten. Diese Bewegung konzentrierte sich auf die Vorbeugung von Krankheiten durch Fasten, jedoch unter medizinischer Aufsicht.

Der Pionier des therapeutischen Fastens in Amerika ist Dr. Herbert Shelton. Nach seinen Angaben half er über 40.000 Patienten, sich nach schweren Erkrankungen durch Fasten zu erholen. Selbst in Großbritannien wird das Fasten seit vielen Jahren für Gesundheit, Wohlbefinden und zur Behandlung von Krankheiten eingesetzt. Fasten war in den 1920er Jahren sehr beliebt, als der

Schwerpunkt auf Ernährung, Bewegung, frischer Luft, positivem Denken, Sonnenschein und Fasten lag.

Als Teil der Behandlung wurde das Fasten häufig zur Behandlung von Bluthochdruck, Verdauungsproblemen, Herzkrankheiten, Fettleibigkeit, Kopfschmerzen, Allergien und vielen anderen Krankheiten eingesetzt. Therapeutisches Fasten ist kein Standard, sondern wird auf die individuellen Bedürfnisse zugeschnitten, je nach verschiedenen Faktoren und des zu behandelnden Zustands.

Auch heute noch ist das Fasten in unserem Leben relevant. Es wird in vielen verschiedenen Situationen und für verschiedene Zwecke von verschiedenen Menschen angewendet. Es gibt genügend Beweise dafür, dass Fasten definitiv gut für uns ist und bei richtiger Ausübung zahlreiche Vorteile hat.

Kapitel 5: Verschiedene Arten des Fastens

Es gibt zahlreiche bekannte Möglichkeiten des Fastens, und sie alle bieten die gleichen Vorteile. Dazu gehören u.a. Heilung, Gewichtsabnahme, Reinigung und Entgiftung. Die verschiedenen Arten des Fastens werden durch persönliche Vorlieben, die Gründe für das Fasten, die zugrunde liegenden Probleme usw. bestimmt. Hier ist ein Blick auf die verschiedenen Arten des Fastens.

Intermittierendes Fasten

Der Begriff "intermittierendes Fasten" bezieht sich auf ein Muster, bei dem es eine Periode des Essens und eine Periode des Fastens gibt. Es ist ein zyklischer Prozess, bei dem die Fastenzeiten länger als die Essenszeiten sind.

Sie ist heutzutage sehr beliebt, weil sie für seine Vorteile bekannt ist. Sie trägt nicht nur zur Verbesserung Ihres Lebensstils bei, sondern auch zu Ihrer Gesundheit und Ihrem Wohlbefinden sowie zur Gewichtsabnahme. Sie hat auch starke Auswirkungen auf Ihr Gehirn und Ihren Körper und kann Ihnen ein längeres Leben ermöglichen.

übliche Methoden des intermittierenden Fastens

Eat-Stop-Eat-Methode: Bei dieser Fastenmethode fasten Sie ein bis zwei Mal pro Woche für eine Dauer von 24 Stunden. Sie können sich dafür entscheiden, nach dem Abendessen an einem Tag bis zur Essenszeit am nächsten Tag nichts mehr zu essen.

Die 16/8-Methode: Bei dieser intermittierenden Methode fasten Sie 16 Stunden und beschränken Ihre Essenszeit auf 8 Stunden. Sie können zum Beispiel das Frühstück überspringen, um 12.00 Uhr mittags zu Mittag essen und dann vor 20.00 Uhr zu Abend essen.

Die 5/2-Methode: Dies ist eine weitere Form des intermittie-renden Essens. Bei dieser Methode wählen Sie zwei Tage in der Woche, an denen Sie nur 500-600 Kalorien zu sich nehmen und an den anderen Tagen normal essen. Diese 2 Tage sollten nicht aufeinanderfolgend sein.

Alternatives Tagesfasten

Eine weitere bekannte Fastenmethode ist das abwechselnde Tagesfasten oder AFD. Es ist eine Form des intermittierenden Fastens, bei der man isst, was man will, wenn man nicht fastet, aber dann an jedem zweiten Tag fastet.

Es gibt verschiedene Formen des ADF-Fastens. Diese sind als mod-ifizierte Formen des abwechselnden Fastens bekannt. An einem dieser Tage können Sie sich auch dafür entscheiden, nur 500 Kalorien zu essen, was etwa 25% Ihres Energiebedarfs entspricht.

Das ADF-Fasten ist eine sehr wirksame Form der Gewichtsabnahme. Erwachsene, die diese Form des Fastens anwenden, verzeichnen oft eine Gewichtsabnahme von 3 bis 8% innerhalb eines Zeitraums von 2 bis 8 Wochen. Es ist interessant, dass das Alternatives Fasten bei Menschen mittleren Alters im Vergleich zu anderen Gruppen effektiver zu sein scheint.

Erweitertes Fasten

Diese Art des Fastens wird auch als Langzeitfasten bezeichnet. Der Hauptzweck des Langzeitfastens oder des erweiterten Fastens ist die Gewichtsabnahme. Wenn Sie überhaupt nichts essen, neigen

Sie im Grunde genommen dazu, ziemlich schnell Gewicht zu verlieren. Dieses dauert im Durchschnitt etwa 4 Tage.

Manche Menschen halten ein verlängertes Fasten für gefährlich. Andere lieben es wegen ihrer Wirksamkeit. Menschen, die versuchen, Gewicht zu verlieren, hoffen oft, dass die Ketose einsetzt. Dann beginnt der Körper, gespeichertes Fett zu verbrennen, um die benötigte Energie zu produzieren. Dies ist eine gute Möglichkeit, Gewicht zu verlieren.

Ein weiterer Vorteil des Langzeit-Fastens ist die Erneuerung des Körpers. Längeres Fasten hilft den Zellen, sich von Giftstoffen und anderem unerwünschten Müll zu reinigen. Das liegt daran, dass die Zellen sich dem Verzehr gespeicherter Fette zugewandt haben und daher wahrscheinlich allen anderen Müll, auf den sie stoßen, loswerden.
Menschen, die über einen Zeitraum von etwa 10 Tagen ununterbrochen fasten, werden wahrscheinlich Vorteile sehen, wenn sie an Bluthochdruck leiden. Viele verlieren Gewicht, obwohl sie sich gar nicht erst darauf eingestellt hatten. Eine Gewichtsabnahme kommt definitiv jedem zugute, der an Bluthochdruck oder Blutdruckproblemen leidet.

Langfristiges, ausgedehntes Fasten kann jedoch gefährlich für Ihre Gesundheit sein. Es kann zum Verhungern und schliesslich zum Tod führen. Es ist ratsam, einige Dinge in Betracht zu ziehen, darunter die Kontaktaufnahme mit einem Arzt, bevor man sich auf ein langes oder ausgedehntes Fasten einlässt.

Kapitel 6: Was Sie zu erwarten haben, wenn Sie mit dem Fasten beginnen

Das Fasten hat es schon seit eh und je gegeben und ist nichts Neues. In letzter Zeit wird jedoch wegen der zahlreichen Vorteile, die man daraus ziehen kann, gefastet. Es ist wichtig, sich geistig und psychologisch vorzubereiten, bevor man sich auf das Fasten einlässt.

Es gibt verschiedene Phasen des Fastens, und Sie sollten in jeder Phase unterschiedliche Erfahrungen erwarten. Wenn Sie wissen, was Sie erwartet, können Sie sich mental vorbereiten, und dieser Leitfaden wird Ihnen auf jeden Fall auf dem Weg dorthin helfen.

Hunger

In den ersten Tagen des Fastens können Sie mit Hunger rechnen. Ihr Körper ist daran gewöhnt, regelmäßig Nahrung zu erhalten, und wenn dies nicht wie erwartet geschieht, dann wird das Hungergefühl einsetzen. Wenn Sie geistig stark und psychologisch vorbereitet sind, dann sollten Sie in der Lage sein, diese Gefühle zu überwinden oder auszuhalten.

Reduzierung der Energie

Wahrscheinlich fühlen Sie sich auch schwach und leiden unter einem Energieverlust. Während Sie normalerweise stark sind und die Kontrolle haben, werden Sie sich, sobald Sie anfangen zu fasten, sehr wahrscheinlich ziemlich schwach fühlen. Glücklicherweise geschieht dies nur zu Beginn, Ihr Körper wird sich jedoch nach einer Weile daran gewöhnen.

Stimmungswechsel und Reizbarkeit

Sie werden wahrscheinlich auch sehr launisch und reizbar

werden. Bereiten Sie sich mental auf diese Phase vor, denn Ihre Geduld wird sehr schnell erschöpft sein. In der Anfangsphase des Fastens wird Ihr Körper in den Batterie Sparmodus übergehen. Ihr Blutdruck und die Herzfrequenz werden sinken. Ihr Grundumsatz an Energie wird sich ebenfalls anpassen, er wird effizienter und energiesparender.

Die ersten Tage gehören daher zu den schwierigsten, und Sie werden das Gefühl haben, aufhören zu wollen. Wenn Sie jedoch etwas länger durchhalten, werden Sie mit großer Wahrscheinlichkeit eine Verringerung dieser Symptome feststellen. Sie werden auch von den psychischen und physischen Herausforderungen profitieren, die Sie ertragen müssen.

Reinigung und Entgiftung

Selbst während Sie weiterhin das Hungergefühl spüren, geschehen viele großartige Dinge mit Ihrem Körper. Allein das Wissen darum kann Ihnen den psychologischen Auftrieb geben, den Sie brauchen, um den Herausforderungen des Fastens zu widerstehen.

Wenn Ihr Körper auf den Mangel an Nahrung zu reagieren beginnt, setzt er einen inneren Prozess in Gang, durch den die meisten Giftstoffe ausgeschieden werden. Auch tote Zellen, freie Radikale und alle unerwünschten Stoffe werden beseitigt. Die Zellen werden sich ebenfalls regenerieren und neue Zellen werden hergestellt, die gesund, effektiver und sogar effizienter sind.

Voller Energie, wenig Hunger

Nach ein oder zwei Tagen werden Sie sich fitter fühlen. In diesem Stadium tritt etwas ein, das man Ketose nennt. Während dieser

Phase beginnt der Körper, das gespeicherte Fett zu verbrennen, um Energie bereitzustellen. Das wird Ihnen dabei helfen, sich nicht mehr müde oder hungrig zu fühlen.

Es ist wichtig zu beachten, dass die Ketose nicht nur während des Fastens auftreten muss. Sie können mit der Ketose in Ihrem Körper beginnen, indem Sie sich einfach richtig ernähren, d.h. die richtigen Nahrungsmittel zu sich nehmen. Sie können durch Recherche mehr darüber erfahren, was eine Ketose-Diät ist.

Ein klarer Kopf

Wenn Sie mit Ihrem Fasten fortfahren, werden Sie nach einiger Zeit einen klaren Kopf bekommen. Nicht nur das, sondern auch Ihre Stimmung und Ihr Temperament werden sich drastisch verbessern. In diesem Stadium beginnt Ihr Körper den Heilungsprozess. Dieser Prozess beginnt mit dem Verdauungssystem. Sie werden sehr wenige freie Radikale in Ihrem Körper haben und mit neuen Zellen gesegnet werden.

Ihr Blutzuckerspiegel wird sinken, und Ihre Bauchspeicheldrüse wird Hormone absondern, die den Prozess der Umwandlung von Fett in Glukose in Ihrem Körper einleiten. Dies kann sowohl mit Fett als auch mit Eiweiß in Ihrem Körper geschehen und wird den Beginn Ihres Gewichtsverlusts markieren.

Schließlich werden Sie das Fasten abbrechen und wieder regelmäßig essen. An diesem Punkt sollten Sie Ihren Fortschritt feiern, egal ob Sie einen halben Tag, einen ganzen Tag oder sogar einen ganzen Monat gefastet haben. Die Vorteile des Fastens werden sich innerhalb weniger Tage zeigen und lange Zeit anhalten.

Kapitel 7: Wie man den Fortschritt beim Fasten verfolgt

Auch wenn Sie fasten, sollten Sie die Veränderungen, die bei Ihnen eintreten, im Auge behalten und die Fortschritte, die Sie machen, überwachen und notieren. Vielleicht fragen Sie sich, wie Sie den Fortschritt während des Fastens am besten verfolgen können. Das Springen auf eine Waage mag verlockend sein, aber allein ist es vielleicht nicht ausreichend. Das liegt daran, dass Ihr Körpergewicht von Tag zu Tag um bis zu 2 kg variieren kann. Es gibt noch ein paar andere Dinge, die Sie ebenfalls tun könnten. Wir stellen Ihnen diese Dinge hier vor.

Verfolgen Sie den Fortschritt während des Fastens

1: Taille messen

Wenn Sie versuchen, Gewicht zu verlieren, sollten Sie um die Taille herum messen. Für jeden, der aus gesundheitlichen Gründen abnimmt, ist es wichtig, das Fett um die Taille herum abzunehmen. Nehmen Sie diese Messungen regelmäßig vor und beachten Sie, wie häufig sie sich ändern. Eine Gewichtsreduktion bedeutet, dass es Ihrer Gesundheit gut geht und Sie die Art von Fett verlieren, die für Ihren Körper gefährlich ist.

2: Wiegen Sie sich täglich (oder alle zwei Tage) und bilden Sie den Durchschnitt

Die meisten Menschen wiegen sich im Durchschnitt jede Woche. Sie tun dies im Badezimmer mit der Hauswaage. Wenn Sie jedoch fasten, dann sollten Sie fast täglich mit dem Wiegen beginnen. Dies ist die beste Möglichkeit, den Fortschritt auch beim Fasten zu kontrollieren.

Wenn Sie sich nur einmal in der Woche wiegen, wird die wahre Geschichte über Ihre persönlichen Fortschritte nicht enthüllt. Das liegt daran, dass die Wassermenge in Ihrem Körper unterschiedlich ist. Wenn Sie Glykogen verlieren, verlieren Sie sehr viel mehr Wasser. Dasselbe passiert mit der Nahrung, die Sie regelmäßig zu sich nehmen. Diese im Körper enthaltene Nahrung führt dazu, dass Ihr Körpergewicht erheblich schwankt, so dass die tägliche Gewichtsmessung eine viel bessere Möglichkeit ist, Ihr regelmäßiges Fasten zu verfolgen im Vergleich zur wöchentlichen.

3: Wiegen Sie sich monatlich

Sie können sich alternativ dazu auch monatlich statt täglich, wöchentlich oder fast täglich wiegen. Das liegt daran, dass Sie Ihre Gewichtsabnahmeziele möglicherweise innerhalb eines Monats erreichen. Wenn das nicht der Fall ist, dann können Sie trotz allem in einem Monat eine beträchtliche Menge an Gewicht verlieren. Ein Sache, die Sie wissen müssen, ist, dass das Gewicht sehr stark schwankt. Wenn Sie also Veränderungen feststellen, sollten Sie nicht in Panik geraten. Gewichtsschwankungen sind ganz normal. Eine weitere Sache, die Sie tun sollten, ist, sich regelmäßig, vorzugsweise täglich, zu wiegen und dies in einer Grafik aufzuzeichnen. Sie werden einen Trend feststellen, der ein guter Indikator für Ihre Leistung ist.

Sie sollten sich auch jedes Mal zur gleichen Zeit messen. Wenn Sie sich zum Beispiel morgens nach dem Aufwachen wiegen, machen Sie sich das zur Gewohnheit und wiegen Sie sich nur zu diesem Zeitpunkt. Diese Art von Konsistenz wird Ihnen genauere Ergebnisse im Vergleich zu verschiedenen Zeiten des Wiegens offenbaren.

4: Überprüfen Sie Ihren Körperfettanteil

Wenn Menschen versuchen, Gewicht zu verlieren, versuchen sie in Wirklichkeit, Körperfett zu verlieren. Deshalb ist es wichtig, auch zu messen, wie viel Körperfett man beim Fasten verliert.

Bei der Kontrolle Ihres Körperfettanteils können Sie ein Körperfettanalysegerät verwenden, das normalerweise in einer Waage und gegebenenfalls auch nur auf einer eigenen Waage zu finden ist. Auch wenn sie nicht sehr genau sind, geben Ihnen die Körperfettanalysegeräte einen Hinweis auf die Fortschritte, die Sie machen.

Dieses Fettanalysegerät arbeitet, indem es die Geschwindigkeit ermittelt, mit der elektrische Impulse Ihren Körper durchlaufen. Es zeigt Ihnen, ob Ihr Körperfett zu- oder abnimmt.

5: Blutdruck

Sie sollten Ihren Blutdruck regelmäßig überprüfen. Wenn Sie an Bluthochdruck leiden, kann eine leichte Abnahme des Körpergewichts dazu beitragen, Ihren Blutdruck zu senken. Aber denken Sie daran, dass die Messung des Blutdrucks zu verschiedenen Tageszeiten zu unterschiedlichen Messwerten führen kann. Das hängt sowohl von Ihrem körperlichen Zustand als auch von Ihrer Aktivität ab.

6: Blutzuckerwerte

Die Blutzuckerwerte sind auch ein guter Indikator für die Schnelligkeit Ihrer Fortschritte. Einer der prominentesten Indikatoren für das Diabetes-Risiko ist ein hoher Blutzucker. Wenn Sie diese Zahl niedrig halten können, dann geht es Ihnen gut. Es gibt ein Gerät, das Sie in der Apotheke kaufen können, um Ihren Blutzuckerspiegel zu überwachen.

Kapitel 8: Auswirkungen des Gewichtsverlusts

Einer der Hauptgründe für das Fasten ist die Gewichtsabnahme. Abnehmen ist großartig, aber es hat viele Auswirkungen auf Ihren Körper. Gewichtsabnahme tut eine Menge Gutes für Sie. Es bedeutet mehr als nur eine Ausrede, um neue Kleidung zu kaufen. Es gibt einige offensichtliche und einige nicht so offensichtliche Vorteile. Es ist wichtig, mehr über die Vorteile und Auswirkungen der Gewichtsabnahme zu erfahren, um sie zu motivieren und sie allgemein zu verstehen.

Offensichtliche Vorteile der Gewichtsabnahme

Wenn Sie abnehmen, fühlen Sie sich großartig und sehen auch körperlich gut aus. Eine schlankere Silhouette und ein schlankerer Körper ermöglichen es Ihnen, flexibel und beweglicher zu sein. Ihre Bewegungen fallen Ihnen leichter und das Erledigen von Aufgaben wird erheblich einfacher.

Wenn Sie gut aussehen, fühlen Sie sich auch gut. Dies trägt dazu bei, Ihr Selbstwertgefühl und Ihr Selbstvertrauen zu stärken. Wenn Ihr Selbstwertgefühl hoch ist, werden Sie selbstbewusst genug sein, um Herausforderungen anzunehmen, auf der Leiter nach oben zu steigen und erfolgreich zu sein.

Ihre Gesundheit wird besser, wenn Sie Gewicht verlieren. Sie verringern zum Beispiel das Risiko, an Krankheiten wie Herzkrankheiten, Diabetes und Bluthochdruck zu erkranken. Ihre allgemeine Gesundheit und Ihr Wohlbefinden werden sich ebenfalls drastisch verbessern.

Wenn Sie abnehmen, werden Sie besser schlafen und bessere Laune haben. Dies kann innerhalb der ersten paar Wochen geschehen und resultiert aus besserem und längerem nächtlichem Schlaf. Wenn Sie Gewicht verlieren, schlafen Sie oftmals erheblich besser.

Wahrscheinlich werden Sie während des Fastens eine erhöhte geistige Konzentration erfahren. Der Grund dafür ist, dass Ihr Körper Chemikalien freisetzt, die Katecholamine genannt werden. Diese Chemikalien führen zu einer erhöhten Produktivität und Wachsamkeit.

Sie werden Geld sparen, weil Sie weniger Nahrungsmittel kaufen und weniger Energie verbauchen. Weitere offensichtliche Vorteile sind die Verringerung von Entzündungen, ein geringeres Krebsrisiko, ein erhöhter Stoffwechsel beim Fasten und die Verbrennung von mehr hartnäckigem Fett, insbesondere im Bereich der Taille.

Weniger offensichtliche Auswirkungen der Gewichtsabnahme

Ihr Erinnerungsvermögen wird besser

Studien haben gezeigt, dass Ihr Gehirn besser funktioniert, wenn Sie Gewicht verlieren, weil Ihr Körper viele Giftstoffe abstößt, die es dem Gehirn schwer machen, optimal zu funktionieren.

Das Energieniveau wird schnell steigen

Menschen, die abnehmen, bemerken oft einen erheblichen Energieschub. Wenn man zusätzliches Gewicht mit sich herumträgt, verbringt man mehr Energie damit, dieses Gewicht herumzutragen, und weniger Energie, um andere Dinge zu tun. Wenn das

Gewicht nicht mehr auf Ihnen lastet, dann haben Sie weitaus mehr Energie übrig.

Sie schlafen besser

Es ist eine Tatsache, dass man besser schläft, wenn man Gewicht verliert. Forschungsstudien zufolge schlafen Sie besser und länger, wenn Sie 5% Ihres Körpergewichts verlieren. Wenn Sie Pfunde abnehmen, vermeiden Sie auch Schnarchen und Zustände wie Schlafapnoe.

Sie werden eine Stimmungsverbesserung erfahren

Durch Fasten und Abnehmen verlieren Sie einen Großteil der Giftstoffe, die Ihren Geist und Ihren Körper verstopft haben. Das Gehirn wird mehr Wohlfühlenzymen wie Endorphine freisetzen. Diese werden Sie glücklicher machen und eine bessere Stimmung in Ihren auslösen.

Weniger Gelenkschmerzen

Wenn Sie übermäßiges Körpergewicht mit sich tragen, werden Ihre Gelenke wahrscheinlich unter dem Gewicht leiden. Wenn Sie jedoch Gewicht verlieren, werden Sie weniger Gelenkschmerzen haben. Selbst wenn Sie unter einer Erkrankung leiden, die Ihre Gelenke beeinträchtigt, wird es Ihnen besser gehen, wenn Sie abnehmen.

Stressabbau

Gewicht zu verlieren ist eine gute Möglichkeit, um Stress abzubauen. Wir alle sind täglichem Stress ausgesetzt. Es ist wichtig,

Maßnahmen zu ergreifen, um Stress abzubauen, und Gewichtsabnahme ist eine gute Möglichkeit, dies zu erreichen.

Das Abnehmen hat viele Vorteile, einige sind offensichtlich und andere nicht so offensichtlich. Das intermittierende Fasten bietet eine einfache Möglichkeit, auf gesunde und nachhaltige Weise zu fasten und abzunehmen.

Intermittierendes Fasten ist im Vergleich zu einer Diät viel einfacher.

Viele Diäten scheitern, und der Grund dafür ist, dass die meisten von uns nicht in der Lage sind, diese auf Dauer einzuhalten. Wir neigen dazu, aufzugeben, weil das Problem nicht in der Ernährung, sondern in der Verhaltensänderung liegt.

Es ist viel einfacher, intermittierendes Fasten auszuprobieren, weil es ein einfacheres Konzept ist als eine Diät. Es ist auch effektiver, wenn es darum geht, Gewicht zu verlieren.

Kapitel 9: Wie man mögliche negative Auswirkungen des Fastens abwenden kann

Fasten ist nie eine leichte Aufgabe, besonders nicht für einen Anfänger. Man muss sich konzentrieren, die richtige Motivation erhalten und Ziele vor Augen haben. Wenn Sie sich auf die Ziele, die Sie erreichen wollen, und auf die Vorteile dessen, was Sie sich vorgenommen haben, konzentrieren können, dann werden Sie einen guten Start in die Verhaltensänderung haben.

Sie sollten beim Aufzeichnen der Ziele darauf achten, dies zu den selben Zeiten pro Tag zu tun. Konzentrieren Sie sich daher auf kleine Fortschritte und feiern Sie jeden kleinen Meilenstein. Wenn Sie sich auf Ihr gesamtes Ziel konzentrieren, können Sie Ihre Motivation verlieren, insbesondere wenn Sie sich sehr hohe Ziele setzen. Es wird viele kleine Erfolge geben, also stellen Sie sicher, dass Sie jeden einzelnen davon auskosten. Es sind die kleinen Schritte, die Sie schließlich in die Lage versetzen werden, Ihre größeren Ziele zu erreichen.

Das zeitweilige Fasten und andere Formen des Fastens haben so große Vorteile, dass man manchmal vergessen kann, nach negativen Auswirkungen Ausschau zu halten. Wie bei allen guten Dingen gibt es auch hier einige negative Auswirkungen. Hier sind einige wichtige Schritte, die Sie unternehmen könnten, um diese Auswirkungen so gering wie möglich zu halten.

1: Seien Sie nicht zu 100% aufgrund des anfänglich niedrigen Energieniveaus entmutigt

Beim Fasten, besonders am Anfang, ist Ihr Energiepegel wahrscheinlich niedrig. Erwarten Sie daher nicht, dass Sie voller Energie sind, wie es normalerweise der Fall ist. Ruhen Sie sich stattdessen mehr aus und vermeiden Sie anstrengende Aktivitäten, zumindest bis Sie sich besser fühlen. Das ist wichtig, denn ein niedriges Energieniveau kann dazu führen, dass Sie sich schwach fühlen und Ihnen möglicherweise übel wird. Treffen Sie deshalb Vorsichtsmaßnahmen, besonders wenn Sie arbeiten oder sich körperlich oder geistig intensiv betätigen müssen.

2: Beobachten Sie Ihre Stimmungen

Selbst wenn Sie fasten, werden sich Ihre Stimmungen wahrscheinlich ändern und Sie werden höchstwahrscheinlich mürrisch und launisch sein. Sie reagieren zickig anderen Leuten gegenüber, fühlen sich lethargisch und haben eine allgemein negative Einstellung zu allem und jedem. Wenn Sie nicht gerade trocken fasten, können Sie eine Tasse Kaffee trinken, die Ihren Kopf frei macht. Zum Glück werden Sie mit der Zeit zu besserer Laune kommen, denn Fasten führt zu einem Gewichtsverlust, der einen besseren Schlaf in der Nacht als Ergebnis mit sich bringt.

3: Sie können an Durchfall oder Verstopfung leiden

Wenn Sie fasten, können Sie entweder an Verstopfung oder Durchfall leiden. Beide Zustände kommen während des Fastens häufig vor. Wenn die Verstopfung andauert, trinken Sie mehr Wasser und/ oder Apfelessig. Fügen Sie außerdem mehr Ballaststoffe zu Ihrer Ernährung hinzu, um Durchfallattacken zu vermeiden.

4: Heißhunger

Fressanfälle sind ein echtes Problem und sehr häufig, sobald man das Fasten beendet hat. Der Heißhunger ist natürlich, und die Menschen neigen dazu, sich auch nach einem längeren Fasten übermäßig zu ernähren. Was Sie brauchen ist eine achtsame

Ernährung und Selbstkontrolle. Wenn Sie diszipliniert genug sind, um bis zum Ende zu fasten, dann sollten Sie in der Lage sein, das Schlemmen danach aufzuhalten.

5: Ermüdung durch Fasten

Wenn wir fasten, gehen wir oftmals währenddessen zur Arbeit sowie zu anderen regelmäßigen Aktivitäten. Aber wenn Sie lange trainieren, zu viel arbeiten oder ein negatives Gespräch führen, dann wird Ihnen all dies die wenige Energie entziehen, die Sie haben. Sie sollten Ihr Tempo reduzieren, sich entspannen und die Dinge ruhig angehen lassen. Sonst werden Sie schnell ausbrennen, also lernen Sie, das Leben so ruhig wie möglich anzugehen.

Intermittierendes Fasten ist am Anfang vielleicht nicht so einfach. Selbst erfahrene Menschen, die seit Jahren fasten, stehen noch immer vor einigen dieser Herausforderungen. Fasten hat viele große Vorteile für Ihren Körper, Ihren Geist und Ihr allgemeines Wohlbefinden. Es ist am besten, sich auf die positiven Aspekte zu konzentrieren und diese zu nutzen, um Sie zu motivieren, auch wenn Sie den negativen Nebenwirkungen ausgesetzt sind.

Kapitel 10: Zusammenfassung

Ich danke Ihnen, dass Sie es bis zum Ende dieses Buches geschafft haben. Hoffen wir, dass es informativ war und Ihnen alle Werkzeuge zur Verfügung gestellt hat, die Sie benötigen, um Ihre Ziele zu erreichen, ganz gleich wie diese für Sie aussehen mögen.

Fasten ist für Ihre Gesundheit und Ihr Wohlbefinden sehr wichtig. Es wird Ihnen helfen, viele Herausforderungen zu bewältigen, denen wir in unserem täglichen Leben begegnen. Aber Sie sollten nicht einfach blind fasten. Finden Sie einen guten Fastenplan, der für Sie funktioniert, und arbeiten Sie dann daran, bis Sie vollkommen zufrieden sind.

Denken Sie ebenfalls auch daran, dass das Fasten nie einfach ist und Sie auf viele Herausforderungen stoßen werden. Diese reichen von Hungergefühlen, Reizbarkeit, Versuchungen bis hin zu Energiemangel und weiter. Doch selbst in diesen Momenten sollten Sie durchhalten und nicht aufgeben. Nichts Erstrebenswertes ist jemals leicht und Sie sollten die Vorteile genießen, die Sie in Ihre Bemühungen investieren müssen.

Lassen Sie sich zunächst einen guten Plan einfallen, fangen Sie langsam an und feiern Sie jeden noch so kleinen Meilenstein. Denken Sie immer daran, dass andere es durch strengere Fasten Phasen geschafft haben, also können Sie das genauso. Glauben Sie an sich selbst und beobachten Sie ihren Erfolg.